Kimberley Vanessa Hietzig

Abenteuer Autismus – Mein Leben nach der Diagnose

Kimberley Vanessa Hietzig

Abenteuer Autismus – Mein Leben nach der Diagnose

Tipps und Erfahrungen erzählt von einer Asperger Autistin

Sachbuch (Biografien/Erinnerungen)

Buchschmiede

Ebenfalls erschienen: In den Fängen der Psychiatrie – Der lange Weg zur Autismus Diagnose **(TEIL 1)**

ISBN (Softcover): 978-3-99152-102-0
ISBN (E-Book): 978-3-99152-101-3

Druck und Vertrieb im Auftrag von Kimberley Hietzig:
Buchschmiede von Dataform Media GmbH, Wien
www.buchschmiede.at – Folge deinem Buchgefühl!

Besuche uns online

ISBN (Hardcover): 978-3-99152-393-2
ISBN (E-Book): 978-3-99152-526-4

PRINTED IN AUSTRIA

Für alle tollen und starken Autist:innen da draußen!

Vorwort:

Ein herzliches Willkommen in meinem zweiten Buch. Mein Name ist Kimberley Vanessa Hietzig. Ich wurde Ende der 90er-Jahre in München geboren und bekam im Jahr 2019 die Diagnose Autismus-Spektrum-Störung, genauer gesagt das Asperger-Syndrom. Meine Kindheit und Jugend wurde von zahlreichen Psychiatrie-Aufenthalten geprägt, doch seitdem ich weiß, dass ich an ASS leide, geht es mir viel besser und ich habe einen Weg gefunden, mit meiner Beeinträchtigung umzugehen. Dieses Buch widme ich ebenfalls Betroffenen aus dem Autismus-Spektrum, denn ein jeder von uns verdient eine gerechte Unterstützung und Förderung. Sätze wie: „Wenn du so weiter machst, landest du in der Forensik!“, sind wohl das Kontraproduktivste und Unprofessionellste, was psychologisches Fachpersonal von sich geben kann.
In meinem ersten Buch „IN DEN FÄNGEN DER PSYCHIATRIE – Der lange Weg zur Autismus Diagnose´´ habe ich schon über die Realität im Psychiatrie-Alltag berichtet und erzählt. In dieser Fortsetzung möchte ich aber gezielt über Emotionen, positive und negative Gefühle, Besonderheiten und die Schritte reden, die wieder zu einem relativ normalem Leben als Autist:in führen können und was wirklich helfen kann, nicht als „Drehtür-Patient:in“ zu enden.
Für alle Interessierten: Viel Spaß beim Lesen! 😊

Kapitel 1:

Tägliches Empfinden, Psychopharmaka, Variieren von Gefühlen und begleitende Störungen/Probleme im Leben eines autistischen Menschen

Zukunftsängste, Verlustängste, Albträume, Zwangsgedanken und Zwangshandlungen, Depressionen, starke Anspannung, Verunsicherung, Nervosität, ganz viel Wut und Aggressionen, Spezialinteressen, Routinen, Suizidgefährdung, Essstörungen und Verhaltensstörungen.
Das sind nur ein paar von vielen Besonderheiten und Störungen von Menschen im Autismus-Spektrum. Bei jedem Betroffenen bzw. jeder Betroffenen können sich unterschiedliche Verhaltensmuster und Besonderheiten zeigen. So auch bei mir. Die psychischen und oft auch die psychosozialen Sorgen können einem autistischen Menschen Angst einjagen, einen gedanklich fesseln und hilflos machen. Es sind auch Momente dabei, wo es einem die Kehle zuschnürt und man Beklemmungen im Brustbereich verspürt. In solchen Situationen weiß ich dann immer, dass mich die Panikattacke gerade mal wieder fest im Griff hat. Dann heißt es zehnmal tief durchatmen, versuchen nicht zu hyperventilieren und nach fünf Minuten ist alles wieder in Ordnung. Das ist schon Gewohnheit. Die Klinikaufenthalte, welche oft über Monate andauerten, waren immer aufgrund meines aggressiven Verhaltens und wegen meinem komplett zwanghaften Tagesablauf notwendig. Aber die Problematik, mit der ich in der Kindheit und Jugend zu kämpfen hatte, ist heute bei weitem nicht mehr so schlimm wie damals. Jetzt sind es mehr die Depressionen und Ängste, die mich oft zittern lassen. Aber mit solchen Problemen lebe ich seit über einem Jahrzehnt, also seit meiner Grundschulzeit. Ich bin diese Momente, in denen mich die Angst einhüllt, der Zwang über mich bestimmt und die Panikattacke mich schwächt, also schon gewohnt.

Aber kann man sich überhaupt daran gewöhnen? Meine Antwort darauf lautet klar: „Jein!" Natürlich gehe ich nach all den Jahren routinierter mit meinen Problemen um, aber wenn es mich überkommt, bin ich den Gefühlen oder den Gedanken nach wie vor ausgesetzt. Ein wichtiger Teil im Gesundheitsprozess mit diesen psychischen Problemen in meinem Leben sind die Psychopharmaka. Ein großes Kapitel, das ich seit meinem 14. Lebensjahr nicht anders kenne und das ich teilweise auch sehr schätze. Es war klarerweise nie mein Wunsch, Tabletten zu schlucken. Anfangs habe ich mich auch sehr dagegen gewehrt und habe sämtliche Antidepressiva und Neuroleptika verweigert. Aber ich muss heute ehrlicherweise zugeben, dass ich ohne die Hilfe von meinen Psychopharmaka nicht so leben könnte, wie ich es mir wünschen würde. Es wäre kein Arztbesuch möglich, kein Bummel mit Mama in der Stadt, kein Urlaub, keine Berufsausbildung und keine alltäglichen Anforderungen. Daher nehme ich zwei verschiedene Psychopharmaka, worauf ich natürlich nicht stolz bin, die aber einen wesentlichen Beitrag zur Unterstützung meines Lebens als Autistin leisten. Man sollte nicht sofort zu Psychopharmaka greifen, aber wenn das Leben durch die psychischen Beeinträchtigungen nicht mehr lebenswert ist, sollte man mit seinem Psychiater bzw. seiner Psychiaterin über eine mögliche Medikation nachdenken und Vor- und Nachteile genau abwägen. Für viele Autist:innen und Angehörige kommt das Thema Medikamente gar nicht in Frage, was natürlich verständlich ist. Ängste bezüglich Spätfolgen schwirren mir und meiner Familie natürlich auch immer durch den

Kopf, aber ich denke mir, lieber lebe ich zehn Jahre weniger, habe aber dafür mit meiner Familie gelebt und mein Leben nicht nur in Psychiatrien verbracht. Nun aber zurück zum Thema Psychopharmaka. Da ich zum Beispiel auch ein Neuroleptikum bzw. Antipsychotikum nehme, sind die psychotischen und stark neurotischen Gedanken je nach Dosierung mehr oder weniger stark ausgeprägt. Mein Psychiater vertraut mir da aber komplett und lässt mich nach so vielen Jahren Psychopharmaka-Erfahrung das meiste selbst entscheiden und bestimmen, worüber ich sehr dankbar bin. Ich kenne leider auch Ärzte, bei denen das extreme Gegenteil der Fall ist. Obwohl mein Tagesablauf eher oft gleich verläuft, schaffe ich es dennoch, jederzeit das Haus zu verlassen und etwas zu unternehmen. Ohne Tabletten wäre das alles nicht möglich. Aber wie bei jeder Sache gibt es natürlich auch beim großen Thema Psychopharmaka zwei verschiedene Gesichter und in diesem Fall heißt es ganz klar: Nebenwirkungen! Die Einnahme von Medikamenten kann oft eine unangenehme Sache für die Betroffenen sein, was aber nicht bei jedem auftreten muss. Ich leide zum Beispiel seit der ersten Stunde meiner Medikamentengeschichte an Schwindel (und das manchmal extrem), leichter Übelkeit, Schweißausbrüchen, Albträumen, Schüttelfrost, Zittern, Nervenstörungen, Gleichgewichtsstörungen, verschwommenem Sehen und an leichter bis mittlerer Gewichtszunahme. Für Manche sind dass Gründe genug, erst gar nicht damit zu beginnen. Aber oft haben Patient:innen in der Psychiatrie gar keine andere Wahl und sind gezwungen, teilweise auch vom Fachpersonal, sofort Tabletten zu schlucken. Ob sie es

wollen oder nicht! Leider kenne ich auch noch einige Fälle, bei denen die Medikation unter Zwang zugeführt wurde und die dabei ihr Leben verloren haben. Aber soweit möchte ich hier jetzt gar nicht darauf eingehen.
Das Wichtigste beim Thema „Psychopharmaka´´ ist, dass jeder für sich selbst entscheiden sollte, ob und wie viel er oder sie nehmen möchte. Die Psychiater:innen sollten dabei auf jeden Fall vorsichtig damit umgehen. Auch das Steigern der Dosierung sowie das Absetzten von Medikamenten sollte immer langsam und in kleinen, vorsichtigen Schritten erfolgen, da sonst der „Worstcase" droht. Glaubt mir, da spreche ich aus Erfahrung! Auch das tägliche Empfinden und das Variieren von Gefühlen kann bei autistischen Menschen jeden Tag wechseln. Jeder Tag sieht gefühlstechnisch immer wieder etwas anders aus und kann wie auf einer Achterbahn hoch und runterfahren. In einem Moment ist man himmelhochjauchzend und Stunden, oder oftmals Minuten später, ist man zu Tode betrübt. Oft reicht nur ein kleines Erlebnis oder eine kleine Situation, die verwirrt oder aufwühlt und schon ist der restliche Tag gelaufen. Starke Gefühlsschwankungen kennt wohl jeder Autist und jede Autistin von uns. Das kann meistens schon nervig und kräfteraubend sein. Oftmals wurde mir auch schon gesagt, dass ich wie ein brodelnder Kessel bin, der jederzeit explodieren kann. So schlimm ist es aber zum Glück nicht, wenn ich meine Tabletten genommen habe. Diese geben mir in den meisten Situationen sehr viel Sicherheit und lassen den Kessel nicht gleich oder erst gar nicht explodieren. Ich kann mir deshalb auch viel mehr vertrauen und zutrauen und weiß, was ich mir zumuten

kann und was nicht. Man erreicht mit der richtigen Medikation meiner Meinung nach auch eine gewisse Selbstbeherrschung. Außerdem bin ich jeden Tag auch auf unterschiedliche Gefühlsvariationen vorbereitet und weiß größtenteils, was mir dann im entsprechenden Moment hilft und guttut. Manchmal muss ich dann einfach in meinem Zimmer Musik hören, draußen eine Stunde schaukeln, Entspannen und mich auf der Couch einkuscheln, warme Milch mit Honig trinken, mit meinen Hunden spielen und toben, Tanzen, Singen oder in meine Phantasiewelt eintauchen. Ich stelle mir zum Beispiel oft vor, dass ich auf einer riesigen Bühne stehe, performe, singe, tanze, und die Fans, meine Familie und Freunde mir zujubeln. Aus diesem Grund habe ich mich als Kind auch mal bei einer Kinder-Castingshow fürs österreichische Fernsehen beworben, es aber leider nicht in die engere Auswahl der Show geschafft. Außerdem liebe ich die Stimmung vor Gewittern. Es ist auch schön, einfach mal im Liegestuhl zu liegen, die Augen zu schließen, die vielen Geräusche wahrzunehmen und sich komplett in seiner kleinen Welt fallen zu lassen. Pure Freiheit überkommt mich dann und ich spüre Glücksgefühle, die aber sonst eher seltener auftauchen. Meine Familie und Freunde, Bekannte und Verwandte, kennen mich alle gut, unterstützen mich und sind immer für mich da. In diesen Momenten der Verbundenheit denke ich mir, dass es so schön ist, Menschen zu haben, die mich lieben. Obwohl ich als Autistin aber eigentlich eher eine Einzelgängerin bin, sind Sicherheit und Geborgenheit dennoch die wichtigsten Bestandteile in meinem Leben als „Aspie“. Aber um wieder auf die autistischen Probleme zurückzukommen: Ich kenne einige autistische Mädchen und Jungs. Bei vielen, auch bei mir, sind meistens viele Gedanken im Kopf. Ich denke zum Beispiel immer, dass mich keiner mag und es alle böse mit mir meinen. Es fällt mir schwer, den Mitmenschen, außer meiner Familie, zu vertrauen. Oft mache ich mir auch große Vorwürfe und habe grundlos ein schlechtes Gewissen. Ich mache mir auch bei normalen Dingen immer viele Gedanken. Ich habe Angst vor Leuten und ihren Taten, die sie vollbringen könnten. Ich lebe in meiner eigenen Welt bzw. Vorstellung und verstehe oft nicht, was Leute denken, meinen oder sagen. Außerdem habe ich wenig Ahnung von sozialer Interaktion. Ich rede meistens, wie ein Wasserfall und in anderen Momenten verstumme ich und falle wortwörtlich in den „selektiven Mutismus". Aber all das ist in Ordnung. Ich bin so und das ist okay. Alle mit Autismus sind okay so wie sie sind und genau das muss in unseren Köpfen abgespeichert werden. Es ist wichtig, dass wir Autisten uns selbst vertrauen und lernen, uns selbst wahrzunehmen.

Kapitel 2:

Regeln und Freiheiten für Autist:innen

Obwohl sich der Alltag mit einem autistischen Menschen in der Familie meistens als sehr anstrengend und herausfordernd erweist, ist es dennoch wichtig, ihm oder ihr klar und deutlich Regeln zu zeigen, aber auch viel Freiheit zu gewähren. Das Wichtigste aus meiner Sicht ist, dass man Autist:innen niemals zu etwas zwingen sollte, da sonst die Gefahr besteht, dass sich die Betroffenen noch mehr eingeengt und in einer gewissen Weise auch bedroht fühlen und sich dann komplett versperren. Dieses Beispielsszenario kenne ich noch zur Genüge von mir. Damals, im Jahr 2013, als ich gerade einmal wieder in Behandlung in der Kinder- und Jugendpsychiatrie war, befahlen mir die Ärzte wieder irgendetwas, was ich partout nicht machen wollte. Als sie mich dann wieder auf die Station bringen wollten, ergriff ich meine Chance und bin einfach blitzschnell abgedüst. Was zu dieser Zeit erschwerend hinzukam, war die Pubertät. Die autistische Pubertät wohlgemerkt, denn die hat es in sich und schaut nochmal ganz anders aus als bei nicht autistischen Kindern und Jugendlichen. Demnach habe ich mich gegen alles gewehrt und gesträubt und bin immer ausgerastet, weil mir im Grunde alles zu viel geworden ist und ich mich von niemandem etwas befehlen lassen wollte. Ich fühlte mich in meinem „Ablauf“ gestört und war teilweise zu den Therapeut:innen etwas ruppig. Zu dieser Zeit wusste aber noch keiner von meiner Autismus-Spektrum-Störung und demzufolge lief alles schief. Alle arbeiteten in die verkehrte Richtung und hörten über die Schreie des autistischen Kindes hinweg. „Schwererziehbar“ hieß es, „Falsche Erziehung“ hieß es, „Kind muss weg von daheim“ hieß es. Alles Mist. Alles falsch. Alles

kontraproduktiv. Alles schön vorbei am eigentlichen Kern der Probleme. „Sie gehört in dieses Setting, sie gehört in jenes, sie gehört hier hin, sie gehört dort hin!"
„Und die Eltern, die sind sowieso an allem Schuld!" Wusch! Diese Sätze fühlten sich an wie ein Schlag ins Gesicht. „Okay wow, es hätte nicht besser laufen können!", frage ich mich noch heute auf ironische Weise, welche ich erst habe erlernen müssen. Aber zum Glück ist aus dem kleinen, pubertierenden und seltsamen Löwenbaby eine starke, große, selbstbewusste, autistische Löwin geworden, die sich so etwas nicht mehr sagen lassen würde. Stichwort und Hashtag „Aspiepower". (#aspiepower)
Um nochmal auf das Thema „Zwingen" zurückzuführen: Alles muss bei autistischen Menschen „aus freien Stücken´´ kommen. Zwang hilft in den seltensten Fällen und Situationen und ist meiner Meinung nach komplett kontraproduktiv. Auch Eltern, Angehörige oder Therapeut:innen sollten die Dinge zwar nicht locker, aber auch nicht zu verbissen sehen. Ein autistischer Mensch ist etwas Besonderes und Wertvolles. Die Arbeit und das Zusammenleben mit Autist:innen ist zwar keineswegs einfach, aber man sollte trotzdem die positiven und schönen Dinge überwiegen lassen und jeden Tag dankbar sein, auch wenn es manchmal noch so schwer fällt, dies zu akzeptieren und damit umzugehen und klarzukommen. Jeder von uns autistischen Menschen ist etwas ganz Einzigartiges und es bedarf trotz Konsequenz und Grenzen-Setzung einer liebevollen Erziehung und eines respektvollen Umgangs.

Kapitel 3:

Mögliche Schwierigkeiten bei Kleinkindern, Schulkindern und Teenagern mit ASS

Eines von vielen Problemen, welches gleichzeitig auch das intimste Thema darstellt, ist das Thema „Toilette´´. Was bei vielen autistischen Menschen auftreten kann und oft auch bei Kindern, Jugendlichen und sogar Erwachsenen mit Entwicklungsstörungen der Fall ist, ist wohl das unangenehmste Thema, worüber nicht gerne gesprochen wird. Aber es ist nun mal so. Was für nicht autistische Personen das Normalste auf der Welt ist, stellt für autistische Menschen oft ein riesiges Problem dar. Die Angst vor der Toilette und dem Toilettengang. Während ich dieses Kapitel schreibe, bin ich auch eher angespannt. Ich kann es nicht genau erklären, aber für viele autistische Kinder, Jugendliche und Erwachsene ist dieses Thema eines der größten Herausforderungen. Viele werden dieses Themengebiet belächeln und missverstehen, aber für manche von uns Autist:innen und für unsere Angehörigen ist dies ein anstrengendes Thema, welches sich über Jahrzehnte ziehen kann. So auch bei mir. Ich wurde auch erst kurz vor dem Schulbeginn „sauber´´ und habe seitdem ich ein Kleinkind bin enorme Angst vor Toiletten. Ist es der Ekel oder doch eher die psychotischen Vorstellungen? Ich weiß es nicht. Auf jeden Fall war es in der Pubertät auch ein großes Thema. Während sich die Gleichaltrigen über Sachen unterhielten, die ich jetzt hier nicht aufführen möchte, konnte ich meine privaten Bedürfnisse bezüglich der Körperpflege und der Toilettengänge sehr schwer kontrollieren, obwohl ich damals schon 16 Jahre alt war. Auch das Thema „Duschen" war immer ein großes Problem. Ein gleichaltriger Autist, mit dem ich damals in Behandlung war, hatte dieselben Verhaltensweisen wie ich. Aber die

Therapeut:innen und Ärzt:innen sahen nicht mal, dass es da enorme Gleichheiten gab. Bei autistischen Menschen oder eben auch bei Personen mit einer tiefgreifenden Entwicklungsstörung können einen diese speziellen Themen schon mal bis ins hohe Erwachsenenalter begleiten. Zum Glück kann ich jetzt schon besser damit umgehen und habe mir kleine Hilfestellungen erarbeitet. Da ich dieses Problem aber auch schon bei vielen Betroffenen gehört habe, war es mir ein persönliches Anliegen, dieses komplett private, aber dennoch komplexe Thema aufzuführen. Ein weiteres, mögliches Problem bei Kindern und Jugendlichen mit ASS ist ganz sicher das Thema Schule. Bis zur 3. Klasse hat mir die Schule sehr viel Spaß gemacht, Freude bereitet und auch noch keine Probleme dargestellt. Ich habe den Schulalltag geliebt, alles genau beobachtet, mich eher passiv und zurückhaltend verhalten und das Gefühl, eine brave Schülerin zu sein, sehr genossen. Aber im Jahr 2007, als ich in der 3. Klasse war, hat sich dann alles verändert. Wir bekamen eine neue Lehrerin, welche mich überhaupt nicht mochte und welche mit mir auch nicht umgehen konnte. Zu dieser Zeit begannen auch gerade meine ersten Phobien und Ängste. Dieser mehrfache „Absturz“ machte sich leider auch in meinem Zeugnis bemerkbar. Die darauffolgenden Schuljahre wurden auch von meinen zahlreichen Psychiatrie-Aufenthalten unterbrochen. So musste ich auch ein paar Mal wieder eine Klasse wiederholen und von vorne anfangen. Dies geschah aber nicht aufgrund meiner Noten, sondern aufgrund meiner massiven Fehlzeiten oder monatelangen Klinikaufenthalten. Zuhause habe ich auch immer meine

Auszeiten gebraucht. Ich habe mich nach dem Mittagessen in mein Zimmer zurückgezogen. Dieser Ablauf und vor allem diese Ruhephasen, ohne die ich wahrscheinlich sonst nichts geschafft hätte, begann schon in der Grundschule. Aber gerade zu Zeiten, in denen ich das Gymnasium besucht habe, häuften sich die Hausaufgaben, mit denen ich erst am Abend begann. Ich hatte keine Zeiteinteilung und kein geregeltes Zeitmanagement, obwohl Mama mich tausendmal bat, endlich mit den Hausaufgaben zu beginnen. Aber einen autistischen Jugendlichen zu etwas zwingen, erweist sich wahrscheinlich bis heute bei Angehörigen als fast nicht machbar. In den Jahren 2021 und 2022 holte ich erst mit Anfang 20 meine Schulabschlüsse nach. Da ich damals schon von meiner Medikation profitierte, war es dann leicht für mich, den Qualifizierenden Mittelschulabschluss (9. Klasse) und die Mittlere Reife (10. Klasse) nachzuholen. Obwohl ich die Abschlüsse erfolgreich absolviert habe, war es eine aufregende Zeit für mich und meine Familie. Ich war so froh im Juli 2022 mein Zeugnis über die Mittlere Reife in den Händen halten zu dürfen. Ich bin oft noch am Überlegen, das Abitur nachzuholen, aber es ist für meine Interessen bezüglich der Berufswahl nicht entscheidend.
Obwohl ich ehrlich zugeben muss, dass mich ein Psychologiestudium oder ein Veterinärmedizinstudium an der Universität manchmal sehr reizen würden. Aber das Wichtigste für mich ist, dass ich überhaupt zwei so tolle Schulabschlüsse nach so vielen Jahren des „Nicht-Lernens“ erzielen konnte.

Kapitel 4:

Berufsmöglichkeiten bzw. Beratungsmöglichkeiten mit ASS und das Thema Zukunftsängste bzw. Sorgen mit ASS

Ein großes und sicherlich wichtiges Thema im Leben eines Betroffenen mit ASS ist Schule, Ausbildung und Beruf. Für nicht autistische Menschen sind diese Schritte und Lebensabschnitte meistens unkompliziert und relativ leicht machbar. Für autistische Personen sind diese Schritte aber oftmals mit immenser Anstrengung und Überforderung verbunden. Für meine Schulabschlüsse musste ich auch sehr viel Kraft, Energie und Mut aufbringen, um diese auch wirklich durchzuziehen und nicht einfach vorzeitig abzubrechen. Gleich nachdem ich die Mittlere Reife erfolgreich abgeschlossen hatte, startete ich eine Online-Ausbildung. Diese war am Computer zu absolvieren. Es war die Ausbildung zur Hundemasseurin, welche zwei Monate dauerte. Danach schnupperte ich auch bei einem Hundefriseur. Mein Interessengebiet ist breit gefächert und deswegen probiere ich immer viele Sachen aus und schaue, wie es mir gefällt und dabei ergeht. Ich bin der Meinung, dass der Beruf, den man ausübt und erlernt, auch Spaß machen sollte. Natürlich heißt Beruf Arbeit und Arbeit macht nicht immer Spaß, aber ich finde, wenn man etwas mit Herzblut macht, kann man in seinem Fachgebiet viel erfolgreicher sein, als wenn man nur am Arbeitsplatz sitzt und schlechte Laune verbreitet. Der Wunsch, einen Beruf auszuüben, etwas zu arbeiten und eine Aufgabe zu haben, kam bei mir erst nach und nach. Mit 18, als es mir psychisch noch viel schlechter ging, war dieser Wunsch und diese Vorstellung eines Berufs noch nicht da und schon gleich gar nicht vorstellbar. Natürlich kam dann auch die Reife durchs Alter hinzu. Was bestimmt ein großer Vorteil bei der Berufsfindung mit Beeinträchtigung ist, sind die Spezialinteressen, welche bei vielen, aber nicht bei allen Autist:innen vorhanden sein müssen. Oft kann man das Spezialinteresse als Sprungbrett in die Berufswelt nutzen. Wenn zum Beispiel der Computer für einen autistischen Menschen seit Kindheitstagen seine größte Leidenschaft ist, wird es ihm außer den sozialen Fähigkeiten bzw. sozialen Aspekten nicht schwerfallen, in einer großen Computerfirma erfolgreich durchzustarten. Autistische Männer und Frauen sind deshalb oftmals sehr gefragte Mitarbeiter:innen oder Angestellte, welche ihre Vorgesetzten nicht mehr missen möchten. Dass Psychiatrien in den meisten Fällen kontraproduktiv für Autist:innen sind, habe ich ja schon erzählt. Viel wichtiger ist die frühzeitige Förderung. Einrichtungen, die speziell auf ASS geschult sind, sind in den meisten Fällen besser und von Vorteil. Ich durfte auch schon mal so eine speziell für autistische Menschen geförderte Einrichtung besuchen und kennenlernen und muss sagen, dass die Leute dort viel netter und professioneller waren als das gesamte Personal in den Psychiatrien. Es wurde auf mich eingegangen und mir wurde liebevoll erklärt, dass ich keine Angst haben brauche, weil mich niemand zu etwas zwingen würde. So viel Verständnis, Empathie und Mitgefühl hätte ich mir in den 2010er-Jahren von Psychologen und Therapeuten auch gewünscht. Ich kann also jeder autistischen Person nur zu solch großartigen und professionell geschulten Institutionen raten. Auch Autisten, die eine Berufsberatung und persönliche Hilfe wünschen, sind hier gut aufgehoben. Auch die Eltern und Angehörigen werden hier nicht verurteilt.

Aber nun zu einem anderen Thema. Was mir und sicherlich auch anderen „Aspies“ ein wichtiges Anliegen im Leben ist, sind Sicherheit und Geborgenheit. Ich persönlich habe diese zwei wichtigen Wörter schon immer gebraucht. Schon als Kleinkind. Deswegen ist meine größte Angst, die mich bis heute begleitet und auch weiterhin begleiten wird, die Zukunft. Die Angst vor dem Alleinsein und der Unsicherheit lähmen mich manchmal. Ich werde immer eine Person brauchen, die für mich da ist und mich unterstützt. Das ist mir das Wichtigste in meinem Leben als Autistin. Leider beschäftige ich mich unbewusst und bewusst mit dem Thema Tod und Sterblichkeit. Meine drei Großeltern sind alle schon verstorben, als ich noch ein Kind war. Meinen Opa mütterlicherseits habe ich leider nie kennengelernt, obwohl es sein größter Wunsch war, ein Enkelkind zu bekommen. Leider ist er vier Jahre vor meiner Geburt und viel zu früh im Alter von 65 Jahren an Krebs verstorben. Ich habe ihn nie kennengelernt, verspüre aber dennoch eine starke Verbundenheit mit ihm.
Auch der Tod meiner ersten Hündin zerrte monatelang an mir. Ich weiß also, wie es ist, wenn jemand Geliebtes dieses Leben verlässt. Dennoch habe ich jedes Mal erneut Angst. Mir war von Anfang an klar, dass mich diese spezielle Angst lange begleiten wird. Sie kam im Alter von 22 Jahren. Ich fürchte mich vor der Zeit, wo Mama, Papa, Tante und Co. nicht mehr da sein werden. Ich habe Angst vor diesem Gefühl. Angst vor der Hilflosigkeit. Angst vor dieser Zeit. Angst vor dem Gefühl. Angst vor der Hilflosigkeit. Angst, dass meine labile Psyche wieder einstürzt und mich die Probleme überhäufen. Papa sagt

mir zwar dann, dass das Leben trotzdem immer weitergeht und dennoch alles im Leben vergänglich ist. Aus diesem Grund sollte man jeden Tag so leben, als ob es der letzte Tag wäre. Man sollte jede Sekunde genießen, denn es kann so schnell vorbei sein. Genau wegen dieser Unberechenbarkeit und Ungewissheit des Lebens herrscht in meinem Kopf manchmal komplettes Durcheinander und ein seelischer Kampf, mit diesem Gedanken fertig zu werden. Deswegen brauchen alle Menschen und besonders Autisten eine starke Hand, die sie hält, wenn alles drumherum in Trümmern liegt und alles unmöglich erscheint. Oft weine ich deshalb. Weil ich Mama, Papa und alle anderen nicht verlieren möchte, aber dennoch weiß, dass niemand auf dieser Erde und auch ich nicht gegen diese „Naturgewalt“ jemals ankommen wird.

Aus diesem Grund sind Sicherheit und Geborgenheit die wichtigsten Gefühle in meinem Leben. Zum Glück habe ich mich mit meinen Eltern schon über mögliche Alternativen informiert und wir haben vertrauensvolle Personen bzw. Institutionen gefunden, die das Wohnen für mich in ferner Zukunft sicherstellen. So kann ich mich trotz bestehender Angst etwas zurücklehnen und entspannen, auch wenn das in meinem Kopf nicht immer so leicht ist. Aber nicht nur das Thema Tod und Sterblichkeit spielen eine zentrale Rolle im Angstsektor. Weitere Beispiele für Zukunftssorgen und Ängste sind der Klimawandel und seine Folgen, schwere Krankheiten oder die Angst vor Unfällen wie zum Beispiel Autounfälle.

Kapitel 5:

Tiere sind die beste Medizin!
(Achtung, dieses Kapitel ist nur für Hunde – und Tierliebhaber 😊)

Dass ich Tiere, insbesondere Hunde, liebe, hatte ich ja schon erzählt. Ein Leben ohne meine Hunde könnte ich mir gar nicht mehr vorstellen. Auch wenn sie nicht sprechen können, verstehen sie uns besser als manche Menschen. Ihre liebevolle Art und ihr einzigartiges Wesen lassen uns so manche Sorgen vergessen und erleichtern uns den Umgang mit Problemen. Auch wenn sie unsere Schuhe zerkauen, das Haus oder die Wohnung vollhaaren, die Küche beim Trinken unter Wasser setzen oder mit schmutzigen Pfoten auf die neue Couch springen:
Wir lieben unsere Hunde! Genau deswegen war die „Tiergestützte Therapie" während meiner Psychiatrie-Aufenthalte so wertvoll für mich. Ich hatte das Glück, dass mein Papa uns einen Hund in die Familie gebracht hat, als ich noch zur Grundschule ging. Daher bin ich mit Hunden groß geworden und unsere Jessi war der erste Hund für mich. Sie hat mit mir Höhen und Tiefen durchlebt, war immer mit dabei und wurde auch nicht böse, wenn es aufgrund meiner autistischen Beeinträchtigung zuhause oftmals laut wurde. Ich vermisse sie bis heute unendlich, aber sie lebt in unseren Herzen weiter.
Meine zweite Labradorhündin namens Nelly haben wir seit dem Jahr 2019. Sie kam zwei Monate nach Jessis Tod in unsere Familie und erwies sich sofort wieder als privater Therapiehund für mich. Sie bereichert unser Leben bis heute. Auch mein dritter Hund, der kleine Timmy, hat sich schnell in mein Herz geschlichen. Die Hunde sind für mich das Schönste im Leben. Sie schenken mir Zuversicht und Hoffnung. Alle Hundebesitzer werden mir recht geben, wenn ich sage, dass uns unsere Hunde nicht nur fit und gesund halten, sondern uns auch, trotz

der vielen Arbeit, glücklich und zufrieden machen. Gerade Menschen wie ich, die an einer Autismus-Spektrum-Störung leiden, können sehr von der tierischen Liebe profitieren. Diese Liebe beflügelt mich und lässt mich schweben, aber dennoch auch den pflichtbewussten Umgang mit Tieren jeden Tag aufs Neue erlernen.

Kapitel 6:

Zwischen Genie und Psychopath

Oft wird Autist:innen vorgeworfen, dass sie keine bzw. wenig Empathie haben und komplett gefühlskalt sind. Das ist in meinen Augen aber nicht ganz korrekt. Autistische Menschen haben sogar sehr viele Emotionen. Wir haben oft nur eine andere Sicht der Dinge und denken genauer, analysierter, aber teilweise auch komplexer und umständlicher. Ob jeder Betroffene gleich fühlt, ist, denke ich, nicht bewiesen. Für mich steht fest, dass die Verhaltensmuster und Gedankengänge meistens sehr identisch sind. Zu mir wurde beispielsweise gesagt, dass ich eine Narzisstin bin. Andere meinten, ich wäre eine Psychopathin. Klar, wenn Autist:innen stark wütend sind, ausrasten und nicht medikamentös eingestellt sind, können wir schon mal so wirken, aber dem ist nicht so. Natürlich kann ich nicht jeden Betroffenen bezüglich dieses Themas beurteilen, da ich auch nur ein paar andere Autist:innen kenne. Aber das eigentliche Problem, was die meisten von uns zum Ausrasten bringt, ist Unverständnis und Missverständnis seitens nicht autistischer Menschen. Auch die ein oder andere Psychose oder psychotische Vorstellung kann uns manchmal zum Schreien und Schlagen bringen, aber auch sensorische Reize oder plötzliche Berührungen lassen uns aufschrecken. Ganz oft und lange Zeit vor meiner Diagnosestellung, nachdem ich eh schon eine ganze Seite an Diagnosen füllte, wurde mir unhöflich vorgeworfen, dass ich eh die ,,Kränkste" von allen anderen Jugendlichen sei und dass ich schwer krank sei. Zum Teil haben mir Psychiater:innen vorgeworfen, dass ich nicht „Theater" spielen soll, da ich eigentlich ganz normal sei. Ich war damals nur überfordert bzw. deprimiert, und fragte mich im Stillen einfach nur, was wirklich mit mir los ist. Ich spürte damals schon, dass irgendwas anders war. Ich konnte meine Gefühle und Gedanken noch nicht ordnen und war teilweise sehr durcheinander und am Ende meiner Kräfte. Ich fragte mich, warum die Meinungen über mich so auseinandergingen, und zweifelte lange Zeit an mir selbst. Mir war es immer ein Rätsel, warum ich in einem Moment sehr schlau und wie ein kleiner Computer funktionieren konnte, im anderen Moment lachen und Liebe fühlen und im nächsten Moment toben und mich selbst bzw. andere gefährden konnte. Im Nachhinein weiß ich, dass dieses Phänomen einfach nur das bunte Autismus-Spektrum war bzw. immer noch ist und auch weiterhin sein wird. Aber um nochmal auf das Thema „Genie und Psychopath" zurückzugreifen: Ich denke, dass genau das das Thema ist. Das Autismus Spektrum ist groß und bunt, jeder ist also verschieden und kann ganz andere Eigenschaften besitzen. Der eine ist eher introvertiert und liest viel, der Zweite will seine Message raus in die Welt bringen und der Dritte ist froh, wenn er kleine Alltagshilfen findet, um sein Leben irgendwie meistern zu können.

Kapitel 7:

„Super-Aspies"
Wie (berühmte) Autist:innen das 21. Jahrhundert prägen

Wer kennt sie nicht? Die sogenannten „Super-Aspies“ des 21. Jahrhunderts, wie die schwedische Klimaaktivistin oder den US-amerikanischen Unternehmer. Zahlreiche Asperger-Autisten sind da draußen in der Welt keine Unbekannten mehr und haben sich längst in der Öffentlichkeit etabliert. Aber was hat sie wohl dazu bewegt? Bei der schwedischen Klimaaktivistin war es sicherlich das große Thema Klima und Umwelt, welches sie zur Klimabewegung „Fridays for Future“ animiert hat. Spezialinteressen können eben Flügel verleihen. So aber auch bei Autist:innen, die nicht weltberühmt sind. Es gibt zahlreiche und viele unterschiedliche „Aspies“, welche Künstler, Musiker oder Vorstände sind. Einige leiten sogar Firmen und haben eine Chef-Position in den unterschiedlichsten Betrieben inne. Einige sind auch erfolgreiche Ärzte und Ärztinnen. Oft werden, wie schon bereits erwähnt, Autisten als wertvolle Kräfte in den verschiedensten Berufsklassen sehr geschätzt und gebraucht. Gerade die Zuverlässigkeit und Genauigkeit lässt bei autistischen Menschen nie zu wünschen übrig. Das ist für viele Arbeitgeber der Grund, einen autistischen Menschen in seinen Betrieb aufzunehmen. Auch das Thema „soziale Medien“ nutzen sehr viele Autisten als Sprungbrett. Ich kenne viele, die auf Instagram, TikTok, Youtube und Co. über Probleme, Vorurteile und Lösungen sowie Hilfestellungen und Erfahrungen berichten. Ich persönlich habe in den sozialen Medien auch meinen Spaß gefunden, weshalb ich mich für meinen Hundeblog entschieden habe, den ich in den sozialen Medien verwalte. Mir macht es sehr viel Spaß, Bilder und Geschichten von meinen Hunden und mir mit anderen zu teilen. Anfangs war es zwar ein bisschen schwierig für mich, mit meinen Accounts umzugehen, da sich bei mir ein zwanghaftes Verhalten gezeigt und entwickelt hatte. Nach über einem Jahr Erfahrung macht es mir aber immer noch sehr viel Spaß und das zwanghafte Verhalten hat sich mittlerweile auch gelegt. Es ist unglaublich, wie viele Leute man dabei kennenlernt, manche von ihnen sind sogar richtige Freunde für mich geworden. Ich finde, man kann in den sozialen Medien auch seiner kreativen Ader freien Lauf lassen.

Meine Schwester inspiriert mich jeden Tag aufs Neue und ich finde es richtig cool, dass sie auf Instagram so erfolgreich ist. Aber wie bei allen Dingen im Leben, hat natürlich auch das Thema „Soziale Medien" ein paar Nachteile. Zum einen kann es sich zu einer Sucht entwickeln, welcher man nur schwer entkommt. Obwohl sich viele junge Menschen gerne als Influencer-Stars sehen würden und gut als Traumberuf vorstellen könnten, hat dieses Themengebiet auch seine Tücken. Wer sich richtig mit Instagram und Co. befassen möchte und auch darin erfolgreich sein möchte, lebt eigentlich am wahren Leben vorbei. Es ist ein 7-Tage-Job, der meistens viel Denkarbeit erfordert. Es sieht alles immer sehr leicht aus, aber das ist es nicht. Auch bei mir nicht! Obwohl ich meine Zwänge gut im Griff habe, muss ich manchmal sehr mit mir kämpfen, wenn irgendwas nicht reibungslos funktioniert oder ich bei irgendeinem Instagram-Thema den Überblick verliere. Auch das Thema Film und Fernsehen interessiert mich sehr. Da ich in eine mediale Familie geboren wurde, fasziniert mich das Thema Film und Fernsehen seit Kindheitstagen. Ich habe schon mit 12

Jahren Drehbücher geschrieben und konnte schon in Zusammenarbeit mit meiner Schwester drei kleine Filmprojekte umsetzen.
Auch kreative Sachen oder das Erlernen von Sprachen (ich lerne gerade Italienisch und Latein) machen Autisten Spaß. Bei mir ist es ebenso das leidenschaftliche Sammeln von Barbie-Puppen, welches mir Freude beschafft. Aber es gibt noch viele andere Themen, Besonderheiten und „verrückte" Dinge, in denen autistische Personen richtig durchstarten können, auch, da das Thema Autismus immer mehr zum Vorschein kommt und in unserer Gesellschaft Thema ist.

Kapitel 8:

(Mögliche) Analyse und Gefühle des Schulalltags im Leben eines autistischen Kindes oder Teenagers

Es ist 6 Uhr morgens. Draußen ist es noch dunkel. Du bist schon wach und weißt, dass der Wecker in einer halben Stunde klingeln wird. Nach und nach vergehen die Minuten wie im Flug und du wünscht dir, dass die Zeit am besten stehenbleiben würde. Langsam dämmert es. Du nickst nochmal kurz ein und kuschelst dich in deine Decke. Dann wechselt die Uhrenanzeige von 06:29 auf 06:30 Uhr. Dann klingelt der Wecker. Dein erster Gedanke ist: „Oh nein, ich möchte jetzt nicht aufstehen, es ist so schön hier im Bett!“ Du denkst mit Sorge daran, was heute in der Schule wieder alles passieren könnte. Sagt wer was? Ist wer gemein zu dir? Wirst du geärgert oder gar gemobbt? Welcher sozialen Horrorvorstellung bist du heute wieder ausgesetzt? Mama hat sich auch einen Wecker gestellt. Sie fordert dich auf, aufzustehen und hilft dir bei der Klamotten-Auswahl für heute. Am liebsten würdest du aber wieder dasselbe anziehen wie gestern und vorgestern. Du weißt, wie es sich auf deiner Haut anfühlt und du fühlst dich wohl darin. Ist doch egal, dass du es schon seit 3 Tagen trägst! Mama muss betteln, damit du endlich mal was Anderes anziehst. Aber du willst nicht. Da du dich heute gut fühlst, stehst du auch ganz ohne „Theater“ auf. Du weißt aber auch ganz genau, dass es Tage gibt, an denen Mama und Papa den Kampf des Überredens verlieren und sich für das Sekretariat irgendeine Notlüge einfallen lassen müssen, warum du wieder einmal fehlst. Aber heute ist das zum Glück nicht der Fall. Also ziehst du eben nochmal das Gleiche an wie gestern und vorgestern. Mama ist nur beruhigt und froh, dass du heute überhaupt aufgestanden bist. Dann gehst du ins Badezimmer und putzt dir die Zähne. Danach kurz aufs Klo, was Zuhause seltener ein Problem darstellt als auswärts. Dann rasch durchfrisieren und fertig! Du legst nicht den größten Wert auf Körperpflege und möchtest am liebsten auch heute Abend nicht schon wieder duschen, aber du weißt, dass es eben ein paar Mal in der Woche sein muss. Du denkst aber auch noch an Zeiten, in denen du nur einmal in der Woche duschen wolltest. Ebenfalls kennst du auch ein paar gleichaltrige Autisten, die drei Monate lang nicht duschen wollten und es dann erst wieder in der Kinderpsychiatrie erledigten. Also weißt du, dass heute Abend, nachdem auch noch Sport auf dem Stundenplan steht, die Dusche dringend auf dich wartet. Beim Frühstücken kannst du dich nochmal entspannen, dein Haustier, falls du eines hast, streicheln und die zwitschernden Vögel draußen im Morgengrauen beobachten. Du kehrst nochmal kurz in dich, schaust aus dem Fenster, hast aber schon Bauchweh, weil du so Angst hast, die Schule zu betreten. Obwohl du die Schule und den Schulalltag eigentlich ganz informativ und spannend findest, bereitet dir der Gedanke aber schon am Frühstückstisch Sorgen. Du probierst, Mama doch nochmal zu überreden, heute nicht in die Schule zu gehen und erklärst ihr ebenfalls, dass du heute wirklich nicht kannst. Aber Mama weiß, dass du morgen dasselbe sagen wirst und lässt nicht locker. Beim Schuhe Anziehen werden die Bauchschmerzen stärker und du denkst erneut an die Tage, an denen du an diesem Punkt jetzt einfach streikst. Aber das Schuljahr ist fast vorbei und du bist doch so vernünftig und möchtest die letzten Wochen einfach nur noch hinter dich bringen. Also steigst du in Mamas Auto und ihr fahrt los. Du hast jetzt mal wieder so lange getrödelt, dass Mama wieder nervös auf die Uhr schaut und mit gefühlten 100 km/h zur Schule fährt. Im Auto bekommst du ein flaues Gefühl im Magen und die Panik schießt in dir hoch! Als du die Schule von Weitem siehst, denkst du: „Ich sterbe!“ Auch die Verabschiedung von Mama fällt dir schwer. Wenn du dann ihr Auto nur noch klein am Ende der Straße verschwinden siehst, bleibt dir fast das Herz stehen. Jetzt bist du auf dich allein gestellt. Du holst tief Luft und gehst schnell zum Eingang der Schule. Du atmest zum letzten Mal die frische Luft in der Morgensonne ein und betrittst anschließend deine Schule. Drinnen angekommen, laufen schon viele Mädchen und Jungen an dir vorbei. Manche grüßen dich, manche schauen abfällig und wieder andere beachten dich gar nicht. Das Angstbarometer in dir steigt schon nach den ersten Blicken, die du schwer deuten kannst, etwas an. Vor deinem Klassenzimmer wirst du von ein paar Mädchen umarmt oder ein paar Jungs klatschen dich zur Begrüßung ab. Du wirkst freundlich. Du bist auch freundlich. Aber in dir schaut es ganz anders aus. Du willst es nicht zeigen. Vielleicht kannst du es auch nicht. Aber du hast das Gefühl, dass du fast platzt vor Überforderung. Du willst auch eigentlich keine Umarmungen. Aber wenn du in diesem Alter noch nicht die Diagnose Autismus bekommen hast, wirst du dich spätestens jetzt fragen, warum du dich hier in der Schule immer so unwohl fühlst. So, als wärst du ein Außerirdischer von einem anderen Planeten, der hier fehl am Platz ist. Dein Handy stellst du auf stumm. Du siehst, dass dir Mama und Papa oder vielleicht auch deine Tante, Bruder, Schwester oder Bekannte nochmal eine kleine Nachricht geschrieben haben und dir für heute viel Glück wünschen. Aber nicht wegen einer Schulaufgabe oder einem Test, sondern einfach nur, weil sie wissen, wie schwer es dir fällt, das hier durchzuziehen. Du siehst, dass dir Papa eine Emoji mit Kuss und Herzchen geschickt hat und dir viel Kraft und Durchhaltevermögen wünscht. Auch er weiß, dass du das kannst. Das wiederum macht dich glücklich. Also steckst du dein Handy in die Tasche, atmest nochmal durch und betrittst das Klassenzimmer, ehe es zur ersten Unterrichtstunde läutet. Hundert Augen schauen dich an und du fühlst dich, als würdest du eine Bühne betreten und der Scheinwerfer und alle Augen sind nur auf dich gerichtet. Die Blicke deiner Mitschüler tun dir weh, obwohl dich viele von ihnen auch freundlich anlächeln. Du setzt dich auf deinen Platz und packst alles aus. Als der „Klassenclown" wieder einen Scherz macht und heimlich wartet bis euer Lehrer bzw. eure Lehrerin kommt, schaust du nur ganz unauffällig und passiv zu, während die anderen Kinder und Jugendlichen vor Lachen fast vom Stuhl fallen. Dann betritt die Lehrkraft den Klassenraum. Es dauert lange bis die Menge an Kids leise geworden ist. Viele schreien noch laut rum, benehmen sich albern oder pfeifen und kichern vor sich hin. Das tut dir in den Ohren weh und dein Stresslevel steigt aufgrund der Lautstärke erneut an. Du verhältst dich brav und ruhig, hast aber Angst, ausgefragt zu werden oder an der Tafel etwas erklären zu müssen, obwohl du den Stoff gut kannst. Deine Hände sind nach nur zwei Minuten klitschnass. Du schwitzt und zitterst, weil die Lehrerin gleich verkünden wird, wer heute die Aufgabe an der Tafel lösen muss. Du willst nicht auffallen, sinkst immer tiefer auf deinem Stuhl und hoffst, nicht deinen Namen zu hören. Als die Lehrkraft gerade überlegt und sich über die Namensliste beugt, hörst du dein Herz laut klopfen. Und dann – Puh! Zum Glück wurde wieder jemand anderer aufgerufen. Das Stressbarometer in dir sinkt wieder leicht. Nach der ersten Stunde ist eine kleine Pause. Du schaust nochmal auf dein Handy und tust so, als wärst du schwer beschäftigt. Warum du das tust? Weil du jeglichen Small Talk mit den Gleichaltrigen vermeiden möchtest. Dir graust schon vor den nächsten Stunden. Aber von Stunde zu Stunde fällt es dir etwas leichter und spätestens, wenn die Glocke schrillt und Schulschluss ist bist du einfach nur froh, dass es für heute geschafft ist. Hundertmal ist dein inneres Stressbarometer in den letzten sechs oder sieben Stunden Achterbahn gefahren, doch jetzt bist du erleichtert und freust dich schon auf zuhause und auf deine Auszeit. Als du schon Mamas Auto parken siehst, bist du glücklich und läufst schnell zum Auto. Außerdem hast du im letzten Test eine 1 geschrieben und möchtest es Mama gleich verkünden. Du erzählst ihr alles genau und musst vielleicht zwischendurch oft deine Hände schütteln. Das ist dein Ausgleich um mit den Situationen, die du die letzten Stunden in der Schule erlebt hast, umzugehen. Für deine Mitschüler war es ein stinknormaler, langweiliger Schultag, aber für dich war es Schwerstarbeit, weswegen du jetzt auch die Anspannung von dir fallen spürst. Jetzt kannst du dich entspannen und für ein paar Stunden zurücklehnen. Du hast wieder einen Tag geschafft, an dem du stolz auf dich sein kannst. Auch wenn du erst am frühen Abend deine Hausaufgaben erledigen wirst. Deine Eltern und Geschwister werden dich zwar dazu auffordern, entspannt nach dem Mittagessen mit den Hausaufgaben zu beginnen, aber du bist stur und eigenwillig und beharrst jetzt auf deine Nachmittags-Ruhe. Du willst entweder schaukeln, stundenlang in deinem Zimmer Musik hören, in eine Phantasiewelt abtauchen oder einfach nur deinem Spezialinteresse nachgehen. Deine Familie akzeptiert das und gibt dir die Zeit, die du brauchst, um dich zu regenerieren. Auch wenn Mama oder Papa den ganzen Nachmittag ständig auf die Uhr schauen und es eigentlich nur gut mit dir meinen.

Kapitel 9:

Autismus und das Thema PDAS (Pathological Demand Avoidance-Syndrom)

Längst hat das Thema PDA-Autismus bzw. PDAS (Pathological Demand Avoidance-Syndrom), was übersetzt „Pathologisches Verweigerungs-Syndrom" heißt, ein wenig Bekanntheit, aber auch noch sehr viel Unklarheiten in unserer Gesellschaft hinterlassen. Dieses spezielle Syndrom, welches auch zum Autismus Spektrum zählt, wird leider von vielen Fachleuten noch nicht anerkannt und von einigen auch nur belächelt. Dass es sich hierbei auch um eine tiefgreifende Entwicklungsstörung handelt, ist einigen momentan noch nicht bewusst. In manchen Ansichten ähnelt PDAS auch den Ursprungsformen von Autismus, wie zum Beispiel dem Asperger-Syndrom. Aber es gibt auch kleine Unterschiede. PDA-Autismus ist auf jeden Fall auch eine lebenslange Beeinträchtigung. Das Verhaltensprofil kann mit ungünstigen Krankheitsergebnissen bzw. Krankheitsverläufen assoziiert werden. Ich persönlich bin mir auch zu 100 Prozent sicher, dass ich an PDAS ebenfalls leide, da PDAS auch im Asperger-Syndrom inkludiert sein kann. Bestimmt sehen viele „Aspies" und deren Angehörige ebenfalls ähnliche Verhaltensmuster, die auf sie zutreffen, aber es sind bisher erst sehr wenige Personen, die auf diese spezielle Autismus-Form diagnostiziert worden sind oder bei denen es nachgewiesen worden ist. Mir ist momentan auch keine Institution bekannt, die auf PDAS testet. So kann man nur seine eigenen Symptome, Probleme und sein eigenes Verhalten analysieren und erahnen, ob es sich um PDAS handeln könnte. Vereinzelt gibt es Ärzte, die schon mit diesem neuen Themengebiet vertraut sind oder daran forschen; aber wie gesagt, es sind noch sehr wenige, die mir zum momentanen Zeitpunkt noch nicht bekannt sind. Ich persönlich hoffe, dass es in den nächsten Jahren immer mehr Personen geben wird, die sich genau mit PDAS auskennen und die darauf geschult sind. Bislang tappt die Ärzteschaft zu diesem Thema noch im Dunkeln. Wenn ich sehe, wie viele Menschen sich aus der Sparte Psychiatrie noch nicht mal mit dem allseits bekannten Thema ASS auskennen, dann kann ich mir gut vorstellen, das PDAS noch sehr lange Neuland für Ärzte und Fachpersonal sein wird. Obwohl viel geforscht wird, kann es oft Jahre dauern, bis eine neue Erkrankung in die Fachbücher der Schulmediziner und Alternativmediziner gelangt. Auf jeden Fall ist das Thema PDA-Autismus mehr als interessant und könnte das große Autismus-Spektrum in den nächsten Jahren nochmal auf den Kopf stellen. Behaftet mit vielen neuen Erkenntnissen und Ergebnissen von PDAS-Experten, bleibt das Autismus-Spektrum spannend und es wird immer wieder Neuigkeiten im bunten ASS-Leben geben.

Kapitel 10:

Freundschaften im Spektrum

Für manche sind sie unersetzbar und das Wichtigste im Leben. Die Freunde! Mit ihnen kann man lachen, weinen, reden, Spaß haben, Unsinn machen und vor allem sind sie immer für einen da. Das ist die Definition von Freundschaft. Autistische Menschen tun sich meiner Meinung nach aber sehr schwer damit. Zumindest ein paar von uns. Aber auch im Spektrum gibt es Unterschiede. Manche wollen und haben viele Freunde, manche nur ganz wenige und wieder andere haben gar keine Freunde. Jeder wie er oder sie es möchte. Das ist okay. Ich persönlich brauche nicht unbedingt Freunde und bin eher eine Einzelgängerin, aber trotzdem bin ich immer zu allen freundlich und zeige auf einer eher offenen Art und Weise. Als Kleinkind und Schulkind hatte ich schon ein paar Freunde, mit denen ich spielte. Es war zwar nie das Wichtigste für mich, Freunde zu haben, aber ich hatte auch viel Spaß mit einigen Gleichaltrigen, die ich teilweise bis heute noch kenne. Als wir dann älter wurden, war es immer schwierig für mich, mit ihnen umzugehen und umgekehrt. Nicht nur im schulischen Bereich veränderte sich viel, sondern auch im privaten. Ich hatte zum Beispiel mit 9 Jahren eine Nachbarsfreundin, mit der ich stundenlang Trampolin gesprungen bin. Aus irgendeinem Grund, den ich aber heute nicht mehr genau weiß, wurde es mir dann zu viel und ich wollte wieder meine Ruhe haben. Deswegen schickte ich sie einfach nach Hause, obwohl sie mit mir noch weitere Stunden quatschen wollte. Sie war sehr verärgert und dann habe ich nie wieder etwas von ihr gehört, obwohl sie mich sehr gemocht hatte. Ein weiteres Beispiel ereignete sich im Alter von 10 Jahren. Ich hatte eine Freundin, die über ein

Jahr älter war als ich. Wir kannten uns noch von der Grundschule und besuchten dann gemeinsam, bis vor unserem Umzug nach Tirol, die 5. Klasse in der Realschule. Sie war eine der ersten Freundinnen, mit der ich eine innige Beziehung pflegte und umgekehrt. Wir hatten dieselben Interessen und verbrachten jede freie Minute zusammen. Die Liebe zur Musik und zum Singen schweißte uns sehr zusammen. Natürlich kam es auch zu Unstimmigkeiten und kleinen Streitereien, wie sie oft bei Kindern vorkommen, aber auch die waren dann schnell wieder vergessen. Als dann aber das Schuljahr sich dem Ende zuneigte und unser Umzug bevorstand, brach der Kontakt ab. Ich kam in eine vollkommen andere Welt: Neue Schule, neues Land, andere Sitten, neue Mitschüler:innen, anderes Lebensgefühl und der große Beginn von meiner Beeinträchtigung mit Problemen und den ersten Psychiatrie-Aufenthalten. So vergingen die Jahre und damit auch die Kindheit und Jugend. Ich hatte schon fest damit gerechnet, dass mich meine Freundin aus Kindheitstagen gar nicht mehr kennen würde, bis ich eines Tages im Jahr 2017, kurz vor meinem 18. Geburtstag, einen Brief erhalten habe. Ich schaukelte gerade, als das Postauto um die Ecke fuhr. Die Musik hatte ich laut aufgedreht und war gerade wieder in meiner Phantasiewelt, als ich in den Briefkasten schaute und plötzlich diesen Brief sah. Ich erkannte sofort ihren Namen! Ich war verwundert! Konnte das wahr sein? Also öffnete ich gespannt den Brief und dann erwartete mich ein halbes Buch! Es war die Freundin aus Kindheitstagen, die mir hier geschrieben hatte. Sie erzählte mir von der Zeit, nach meinem Umzug und wie sehr sie doch darunter gelitten habe. Sie erlebte Mobbing und Ausgrenzung, kämpfte sich durch, hatte keine Freunde und hatte jeden Tag über Jahre nur an mich gedacht. Das berührte mein Herz. Sie nannte mir auch ihre Kontaktdaten und die Handynummer und seitdem haben wir wieder oft Kontakt und schreiben uns. Das war für mich der Grund und der Beweis, warum Freundschaft auch als Autist oder Autistin sehr wichtig sein kann. Auch, wenn ich nicht eine engere Freundschaft unbedingt brauche, weiß ich, dass das Gefühl von Freundschaft dennoch etwas Wunderschönes sein kann.

Kapitel 11:

Mögliche Therapieansätze für Menschen im ASS

Seit Beginn meiner Geschichte habe ich schon gefühlt hunderte Therapien durchlaufen. Von Sport über Musik bis hin zu kreativen und verhaltenstherapeutischen Dingen. Im Folgenden möchte ich aber aufführen, welche Therapien für mich als Autistin am schönsten waren. Davor muss ich aber ehrlich sagen, dass keine Therapie mich jemals ganz geheilt hat. Das ist im Spektrum ja gar nicht möglich, da Autismus eine lebenslange Beeinträchtigung ist. Dennoch gibt es aber Beschäftigungen und Ablenkungen, die zu einem besseren Wohlbefinden beitragen können.

Auf Platz eins steht bei mir bis heute der Sprung ins kühle oder warme Nass, je nach dem, was man lieber mag. Ich meine das Schwimmen. Egal ob Wassergymnastik, Tauchen oder Meerjungfrauen-Schwimmen, alles macht im Wasser mehr Spaß, da man schwerelos ist und damit eine gewisse Erleichterung verspürt. Nicht nur für die Gelenke und Knochen ist Wasser perfekt. Auch das Entspannen fällt mir im Wasser ein bisschen leichter. Es ist einfach wunderschön, wenn man sich auf dem Rücken treiben lässt, Arme und Beine austreckt, die Ruhe unter Wasser spürt und dabei loslassen kann. Schwimmen ist meiner Meinung nach eine super Sportart, weil man im Wasser nie schwitzen kann! Man kann sich unbewusst auspowern und hat danach das Gefühl, Bäume versetzt zu haben. Auch verbessert das Schwimmen am Tag den Schlaf in der Nacht. Ein weiteres Highlight beim Schwimmen ist das Filmen mit meiner Unterwasserkamera. Das macht nicht nur beim aktiven Teil im Wasser Spaß, sondern auch hinterher, wenn man abends auf der Couch liegt und sich die Videos in aller Ruhe anschauen kann.

Eine weitere mögliche Therapie ist die Klettertherapie. Anfangs war ich mir nicht sicher, ob das wirklich das Geeignete für mich sein könnte, doch dann wurde ich vom Gegenteil überzeugt. Es ist so cool, irgendwo in der Wand zu hängen und gesichert am Seil zu schweben. Oft brauche ich auch diesen gewissen Adrenalin-Kick. Obwohl ich oft in schwindelerregender Höhe etwas unsicher bin und nicht weiß, wie ich jetzt weitermachen soll, ist es dennoch sehr wichtig für die Muskulatur und natürlich auch für die Psyche. Zwischendurch darf ich immer etwas Trinken und kurze Pausen machen. Dann geht es wieder weiter. Klettern ist nicht nur ein toller Sport für das Herz-Kreislauf-System, sondern fördert auch die kreative und gleichzeitig therapeutische Seite. Außerdem ist es bei jedem Wetter geeignet. Im Winter oder an kalten Regentagen ist das Klettern in der Halle ideal. Im Sommer ist es draußen an der frischen Luft perfekt. Nach einer Stunde beim Klettern bin ich zwar immer erschöpft, aber ich bin glücklich.

Ein anderer Punkt ist das Thema Tanzen, welches nicht für jeden ideal ist. Mir persönlich hat es schon Spaß gemacht, aber es war nicht die Erfüllung. Wenn ich frei nach meiner eigenen Art zur Musik tanze, ist das Befreiung pur! Aber es fällt mir persönlich sehr schwer, nach einer Choreografie zu tanzen und dort auch mitzuhalten. Es gibt zwar zum Glück die Möglichkeit eine Einzelstunde zu nehmen, aber ich hatte dennoch das Gefühl, nicht richtig mitzukommen. Diese Erfahrung habe ich allerdings auf Basis einer normalen Tanzstunde gemacht. In den Klinken wird eher die sogenannte Tanztherapie angeboten. Hierbei geht es nicht um die Perfektion und Ausführung, sondern eher um die „Befreiung“ und um den Spaß. Je freier man sich fühlt, desto effektiver ist die Tanztherapie.

Ein weiterer Punkt ist die Ergotherapie und die Kunsttherapie. Dass das Zeichnen und Gestalten eine beruhigende Wirkung auf die menschliche Seele haben, ist nichts Neues, weshalb es auch in jeder Psychiatrie zum festen Bestandteil der Therapieangebote gehört. Ich habe in meinen 10 Jahren der ständigen und wiederholten Aufenthalte bestimmt sämtliche Malkästen, Acyrlfarben und Kleber geleert. Oft sind dadurch schöne Dinge entstanden, wie zum Beispiel selbstbemalte Seidentücher, selbstgemachte, geflochtene Brotkörbe und ein dutzend kleine Kettchen, bei denen ich die Hälfte für Mama angefertigt habe. Wenn ich malen und zeichnen möchte, mache ich das in aller Ruhe in meinem Zimmer, wo es still ist. Man kann aber auch mit Musik malen und zeichnen. Je nach dem, wie man es möchte. Manche bevorzugen es mit Kopfhörern zu zeichnen, wieder andere drehen die Musik voll auf und der Rest zeichnet am liebsten in ruhigem Umfeld. Da sind der Kreativität keine Grenzen gesetzt.

Ebenfalls ein guter Therapieansatz sind die Tiere. Wer kein Haustier daheim hat, aber Tiere dennoch mag, sollte sich zur „Tiergestützten Therapie“ anmelden. Egal ob mit Hunden, Katzen, Kleintieren, Schildkröten, Fischen,

Delfinen, Pferden, Alpakas oder Ponys: Tiere sind in jedem Fall eine super Alternative. Man kann mit ihnen kuscheln, sie streicheln, sie ausführen oder sich einfach um sie kümmern. Allein die Nähe zu Tieren und ihre Wärme zu spüren, verschaffen so manchem Menschen ein besseres Lebensgefühl. Man kann mit Tieren mehr Selbstvertrauen erlangen und gewisse Hürden überwinden. Sie stehen einem in jeder Zeit bei und verurteilen nicht. Sie zeigen offen und ehrlich, wenn sie etwas nicht mögen und haben zu keiner Sekunde böse Absichten. Es ist ein Privileg mit so besonderen Lebewesen gemeinsam leben zu dürfen.

Der letzte Punkt ist das Thema Kinesiologie, welche mich von Anfang an beruhigt hat. Es macht mir Spaß, Dinge und Gefühle von meinem Körper zu erfahren und oftmals schlafe ich nach einer Magnetbehandlung einfach ein. Man liegt komplett bequem auf einer Liege und lauscht einfach nur, was der Körper einem zu sagen hat. Ich besuche meine Kinesiologin zweimal im Jahr und bin danach immer komplett entspannt und ruhig. Es tut gut, sich einfach mal eine Stunde Pause zu gönnen und sich in aller Ruhe zurückziehen zu können.

Ich kann jedem Autisten bzw. jeder Autistin auch nur zu solchen Therapien raten! Therapien, die man nicht mag und nicht unterstützt, sollte man auch nicht machen!
Ach ja, und zu guter Letzt mein Kindheits-Lieblingssport: Trampolin springen! Großartiger Sport, aber leider aufgrund meiner Tabletteneinnahme nicht mehr möglich.

Kapitel 12:

Urlaub, Reisen und Ausflüge mit ASS

Ein großes Thema für Menschen im Spektrum ist das Reisen und Urlaub machen in fremden Ländern. Wie bei jedem Themengebiet gehen auch hier die Unterschiede und Meinungen auseinander. Während einige autistische Menschen in ein anderes Land auswandern und dort von vorne anfangen, kommt es für andere gar nicht in Frage, ihren Heimatort oder ihre Heimatstadt zu verlassen. Ehrlicherweise muss ich ebenfalls gestehen, dass das Thema Urlaub lange Zeit für mich unvorstellbar und nicht realisierbar war. Seit meiner Zeit als Baby, war ich es gewohnt, mit meinen Eltern, und anfangs noch mit meiner großen Halbschwester, nach Italien zu verreisen. Da meine Großeltern ein kleines Domizil am Lago Maggiore hatten, verbrachten wir viele schöne Sommer dort. Auch die Toskana war damals schon unser Favorit. Aber auch Ferien am Gardasee und an der Adria waren oft fester Bestandteil unseres Sommerurlaubs. Bis zu meinem 13. Lebensjahr sind wir oft in den Urlaub gefahren, aber als dann die schwere Zeit kam, bin ich bis zum 22. Lebensjahr nicht mehr verreist. Nachdem ich 2019 meine Medikation verordnet bekam, die ich bis heute einnehme, war dann 2021, nach knapp 10 Jahren, der erste Urlaub wieder möglich. Anfangs hat es mich schon überfordert und es hat seine Zeit gebraucht, bis ich mich an dieses ,,Urlaubsgefühl" wieder gewöhnt hatte. Aber seither ist es wieder eine schöne Routine, die ich einmal pro Jahr mit meiner Familie genieße. Auch kleinere, verlängerte Wochenenden unterm Jahr, an denen wir wegfahren, sind mir zur liebgewonnenen Abwechslung geworden. Ich kann in dieser Zeit entspannen und auch mein „Auszeit-Leben" wieder in vollen Zügen genießen. Zum einen denke ich, dass die Einnahme meiner Tabletten zum größten Teil für dieses wiederentdeckte Glück ausschlaggebend ist. Aber auch ein kleiner Teil in mir, der wieder etwas von der Welt sehen und Erinnerungen schaffen möchte, ist daran beteiligt. Ich liebe zum Beispiel die Autofahrten, die schon nach kurzem Stück zum größten Glücksgefühl beitragen. Der Weg Richtung Süden ist immer ein Erlebnis für sich. Es ist wie ein anderes Lebensgefühl, wenn man die Grenze erreicht hat. Dolce Vita und das italienische Lebensgefühl musste ich erst wieder für mich entdecken. Und das habe ich! Auch wenn die Autofahrten über Stunden dauern, ist es jedes Mal ein unvergessliches Abenteuer und jedes Jahr dasselbe Gefühl im Sommer. Ich bin nur froh, dass ich die Urlaube wieder genießen kann und immer so viel Spaß dabei habe. Auch Urlaube in anderen Ländern wären sicherlich interessant, aber Italien ist einfach immer pure Lebensfreude! Das Wichtigste, was ich dabei wieder gelernt habe, ist, schöne Erinnerungen zu schaffen und ab und zu auch mal einen „Tapetenwechsel" über mich ergehen zu lassen. Ich kenne eine Autistin, die 15 Jahre älter ist als ich und seit 10 Jahren nicht mehr das Haus verlassen hat. Ich würde ihr auch so gerne die schönen Gefühle spüren und die großartigen Erlebnisse miterleben lassen, aber das schafft sie aus psychischem Zustand leider nicht. Ich kann verstehen, dass das Rausgehen und Hausverlassen oft schwierig ist, aber aus Erfahrung kann ich sagen, dass dieses anormale Verhaltensmuster meistens auf Station endet. Daher ist es wichtig, regelmäßig das Haus zu verlassen und es immer wieder zu üben. Das muss ich auch, Tag für Tag! Denn nur

so ist ein relativ normales Leben möglich und erspart einem den harten Weg in die Psychiatrie. Aber um nochmal auf das Thema Urlaub zurückzugreifen:
Mit meinen Medikamenten fühle ich mich überall sicher und weiß, dass auch unerwartete Situationen oder Menschenansammlungen in irgendwelchen Städten und Orten keinen Wutanfall mehr auslösen. Ich kann jederzeit, auch im Urlaub, schwierigen Situationen ausweichen und habe jederzeit die Möglichkeit, abzubrechen und wieder einem anderen Ziel nachzugehen. Vieles ist Übungssache und Gewohnheitssache. Hauptsache, ich habe meine Tabletten dabei, dann kann nichts schiefgehen! Das Erstellen meiner Wochenration ist immer sehr mühsam und muss auch im Urlaub oder auf Kurztrips gut von mir durchdacht werden, weswegen mir oftmals eine Depotspritze lieber wäre.

Aber Urlaub hin oder her, ich muss ehrlicherweise gestehen, dass ich mich zuhause immer am wohlsten und sichersten fühle. Ich kann sogar eine richtige „Couch-Potato“ sein, die auch oft einen Tag mal gar nicht rausgeht, um frische Luft zu schnappen. Gerade, wenn das Wetter schlecht ist, kann ich sehr faul sein, aber nicht immer! Das brauche ich manchmal einfach! Ganz im Gegenteil zu einem Großteil meiner reisefreudigen Familie. Sechs Personen aus meiner Familie leben in Südafrika und auch der Rest ist in ganz Deutschland verteilt. Nur meine Eltern und ich und teilweise meine Tante, ihr Lebensgefährte, mein Cousin mit Frau und Kindern, leben in Tirol.

Aber wie schon erwähnt, auch wenn mir der Urlaub viele neue und schöne Eindrücke schenkt, genieße und bevorzuge ich die heimische Ruhe am allermeisten.

Kapitel 13:

Autismus mit AD(H)S und anderen Komorbiditäten

Autismus ist zwar oft eine Einzeldiagnose, kann aber auch in Verbindung mit anderen Krankheitsbildern einhergehen. Eine bekannte Kombination besteht aus einer Autismus-Spektrum-Störung, wie der Gesamtbegriff dieser Beeinträchtigung seit ein paar Jahren genannt wird, und dem Krankheitsbild ADHS (Aufmerksamkeits-Defizit-Hyperaktivitäts-Syndrom) bzw. ADS (Aufmerksamkeits-Defizit-Syndrom) ohne Hyperaktivität. Dass das Zusammenspielen dieser beiden Syndrome oft vorkommen, ist nichts Neues mehr.
Wer an Autismus und AD(H)S leidet ist oft noch mehr beeinträchtigt, so die Aussagen vieler Experten. Leider kann ich das nicht beurteilen, da bei mir nur eine Autismus-Spektrum-Störung diagnostiziert wurde und AD(H)S ausgeschlossen werden konnte. Trotzdem interessiere ich mich sehr für diese zweite, begleitende Störung und habe auch schon viel darüber gelesen. Auch habe ich erfahren, dass man im Zuge einer ASS ebenfalls kleine Ähnlichkeiten und Symptome eines AD(H)S zeigen kann, auch, wenn man es nicht separat diagnostiziert bekommen hat. Aber auch andere kleinere Diagnosen können im Zusammenhang mit ASS stehen. Bei mir wurden zum Beispiel seit 2009 ungefähr 15 einzelne Diagnosen gelistet, welche pro Klinikaufenthalt immer mehr wurden. Meine Familie und ich haben uns schon lange gefragt, wie man mit 20 Jahren ungefähr 18 verschiedene Diagnosen haben kann. Als dann im November 2019 die Diagnose Autismus kam, war dies sehr erleichternd und gab uns Aufschluss über all die kleineren Diagnosen, die teilweise gar nicht korrekt waren. Es ist bekannt, dass im ASS viele kleine

Unterdiagnosen vorhanden sein können. Bei mir war erst die Rede von einer Angst-Zwangs-Störung bis hin zu depressiven Episoden über Narzissmus, Borderline-Verhaltens-Störung und vielen mehr. Seitdem ich weiß, dass ich an EINER Diagnose leide und nicht an 18 verschiedenen, geht es mir viel besser. Ich habe schon von vielen Autist:innen gehört, dass der Tag der Diagnosestellung einer der schönsten in ihrem Leben war. Das kann ich sehr gut verstehen und nachvollziehen. Endlich hat man seine wohlverdiente Klarheit! Typische Komorbiditäten im Spektrum sind Angst, Zwang, Depression, aggressives Verhalten, Essstörungen, wie zum Beispiel Magersucht (Anorexia Nervosa), AD(H)S, Persönlichkeits- und Verhaltensstörung und vieles mehr.

Da kann es schon mal passieren, dass man vor lauter Diagnosen den Hauptkern übersieht. Und das oft über Jahre oder Jahrzehnte. Bei Jungen und Männern wird Autismus häufiger und schneller diagnostiziert als bei Mädchen und Frauen. Manche Asperger-Frauen bekommen ihre Diagnose erst mit 40 oder 50 Jahren, während Jungen oft schon im Kleinkindalter diagnostiziert werden. Eine schnellere Diagnosestellung in Kindestagen würde so manchen Autisten den langen Leidensweg verkürzen. Auch könnte man viele Probleme umgehen und sich so einigen Ärger ersparen, wenn man schon früh Klarheit über sein Leben bekommen würde. Aber das Wichtigste ist, dass man überhaupt irgendwann Gewissheit hat. Denn dann ist man mit sich im Reinen, gelangt nach einer gewissen Zeit zu mehr Selbstakzeptanz und fühlt sich nicht mehr wie ein Monster, dem man nicht zuordnen kann, woher es kommt und was ihm wirklich auf der Seele lastet.

Kapitel 14:

Der autistische Zeitwandel und (Mit)menschen im Spektrum

Wir gelten als langweilig, öde, komisch, seltsam oder kaltherzig. So wird Autismus heutzutage leider manchmal immer noch von vereinzelten Personen angesehen. Zum Glück hat sich aber ASS auch größtenteils in unserer bunten Gesellschaft etabliert und diese Vielfältigkeit, Besonderheit und Diversität hat auch uns Autisten zu mehr Anerkennung verholfen. Dass Autismus etwas ganz Besonderes ist, wird fast jedem Menschen immer mehr bewusst. Dass das Thema boomt, ist auch nicht mehr unbekannt. Jedes Jahr bekommen immer mehr Menschen die Diagnose ASS, leider oft viel zu spät. Doch was genau ist eigentlich das Besondere an ASS? Warum werden erst jetzt so viele Personen darauf getestet und diagnostiziert? Und warum kann jeder Betroffene bzw. jede Betroffene so unterschiedliche Charaktere und Verhaltensweisen entwickeln? Es gibt noch so viele Fragen und Unklarheiten zu diesem großen und bunten Spektrum. Ich persönlich bin der Meinung, dass auch das Thema „Zeit" eine große Rolle spielt. Im letzten Jahrhundert gab es sicherlich auch schon viele Autisten, doch bei der Mehrheit wurde es damals noch nicht festgestellt. Auch war die Menschheit zu dieser Zeit noch nicht mit dieser Thematik vertraut, obwohl der Wiener Kinderarzt Hans Asperger schon in den 1940er-Jahren erste Erkenntnisse zu dieser Autismus-Form verzeichnete. Aber ich denke, es brauchte einfach seine Zeit, bis man forschte, beobachtete und immer mehr Kleinigkeiten bei autistischen Menschen vermerken konnte. In den letzten Jahrzehnten ist viel passiert, doch erst heute sind wir an dem Punkt angelangt, wo sich der Großteil der Menschheit damit auskennt und auch bewusst damit auseinandersetzt. Oftmals befasst man sich auch unbewusst damit und macht sich seine Gedanken, wenn in der Familie oder im näheren Verwandtenkreis ein autistischer Mensch lebt. Beispielsweise ist es bei mir der Fall, dass ganz viele, liebe und nette Leute sich meine Geschichte zu Herzen genommen haben und sich immer für meinen Gesundheitszustand, sowohl psychisch als auch physisch, interessieren und mich oft und regelmäßig fragen, wie es mir geht. Seit meiner Diagnose im Jahr 2019 hat sich nicht nur das Verhältnis zu vielen mir nahestehenden Personen verändert, es hat auch dazu beigetragen, dass ich so angesehen und respektiert werde, wie ich bin. Es schaut mich keiner mehr schief an, stellt unangebrachte Fragen oder wundert sich, warum ich manchmal so komisch gehe und manchmal eine Hand zum Festhalten brauche. Alle wichtigen Personen in meinem Leben, und auch der nähere Bekanntenkreis, sind sich meiner Problematik bewusst und freuen sich mit mir, wenn es mir gut geht und ich Fortschritte mache. Bei fremden Menschen, die mich nicht kennen, bin ich mir nach wie vor nicht sicher, was sie denken, wenn sie mich sehen. Manche schauen unsicher, manche strahlen mich an und wieder andere schauen verständnislos und fragen sich, warum ich mich so komisch und seltsam verhalte, obwohl ich lächle. Keiner kann in uns Autisten hineinschauen und vom ersten Blick an wissen, was mit uns los ist. Bei Nicht-Erkenntnis kann das oft auf fremde Personen arrogant oder unerzogen wirken, was in der Kindheit und Jugend oft der Fall war und mich dann erneut sauer und wütend gemacht hat. Ich bin mir sicher, dass jeder Autist bzw. jede Autistin tausendmal Momente in ihrem oder seinem Leben hat oder hatte, in denen der Topf zum Explodieren kam, denn auch das ist leider ein realer Punkt bei ASS. Ich habe beispielsweise auch gelernt, dass ich andere Menschen, wenn sie mich böse anschauen, den Blick erwidern kann. Da viele fremde Menschen im Alltag leider oft unfreundlich sein können, ist das eine gute Übung für mich. Aber ich muss auch lernen, dass nicht alle Menschen gleich sind und es nicht ein jeder böse mit mir meint. Das alles ist tägliche Übung im Leben mit ASS. Es gibt viele Nachteile und Schwierigkeiten, aber glücklicherweise auch einige Vorteile und schöne Dinge im Leben von Autist:innen. Es ist eben ein buntes, großes Spektrum, in dem fast alles möglich ist und Träume zum Greifen nah sind. Und mit bunt meine ich nicht nur die bunten Socken mit kindlichem Motiv, die wir mit Stolz tragen.

Glaubt an Euch und bleibt zuversichtlich in dieser großen, unvorhersehbaren und spannenden Welt! Habt keine Angst, wir sind nicht allein!

Eure Kimberley Vanessa Hietzig
September 2023

ENDE

83

Tippseite von Aspie zu Aspie:

- Nehmt euch immer Zeit am Tag für Entspannung
- Zieht euch auch mal zurück, wenn ihr wollt
- Atemübungen können bei Stress, Angst und Panikattacken helfen
- Gönnt auch Euren Familienmitgliedern mal eine Pause und Auszeit; auch sie müssen sich mal entspannen und Kraft tanken
- Sucht euch immer etwas, was euch beruhigt, wie z.B.: Fernsehen, Musik hören, malen, Haustier streicheln, schaukeln, Spezialinteressen, Druckbälle oder einen Duft, der eine beruhigende und entspannende Wirkung auf euch haben kann; Routinen sind das Wichtigste
- Lasst euch von niemandem zu etwas zwingen und überreden, wenn ihr dagegen seid oder es euch überfordert
- Steht zu eurer Meinung und vertretet sie nach außen hin

- Bleibt immer authentisch und „verbiegt“ euch nicht für Irgendjemanden oder Irgendetwas
- Fragt einfach nach, wenn ihr Witze oder Sarkasmus nicht versteht
- Bleibt so, wie ihr seid, denn genauso seid ihr perfekt!

Vielen Dank an die **Buchschmiede** in Wien für die freundliche Umsetzung und Unterstützung meines zweiten Buchs!

„Autismus ist eine unsichtbare Beeinträchtigung, welche uns Flügel verleihen kann!“

„Autismus ist
eine wunderbare
Besonderheit, die
zwar nicht immer
leicht ist, aber
uns dennoch zu
starken
Persönlichkeiten
macht!“

„Autismus ist wie ein großer, bunter Ball: Mal steht er still, mal hat er einfach keine Luft mehr, mal rollt er ganz schnell und manchmal fliegt er so hoch, als ob er den Himmel berühren würde!"

„Der Autismus selbst bremst uns nicht aus, es sind -wenn dann- unsere sozialen Ängste, die uns manchmal ausbremsen!“

Impressionen aus dem Alltag mit Asperger Syndrom

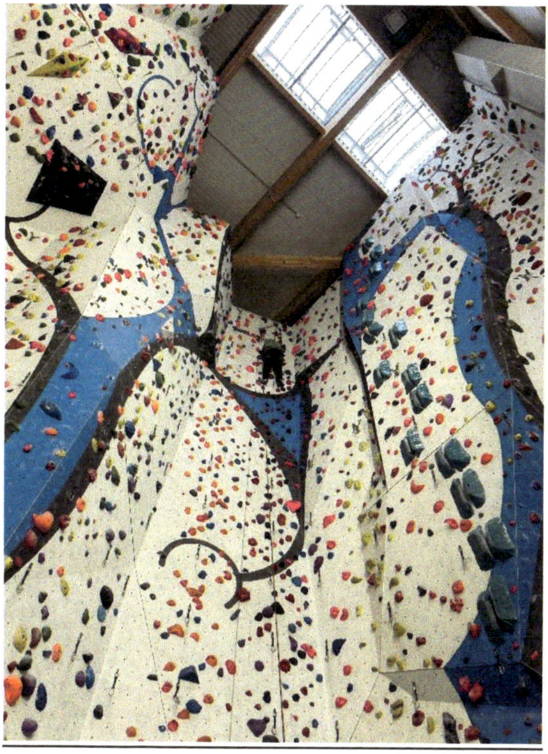

Klettern ist eine super Sportart

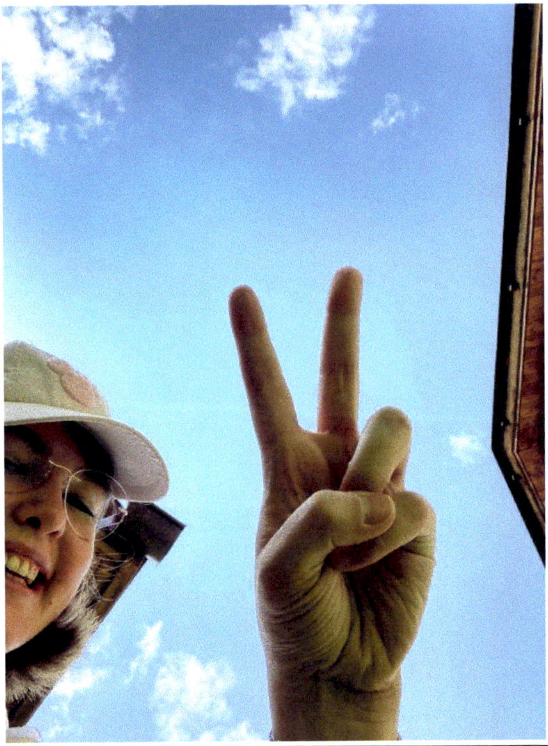

Lebensfreude bewahren

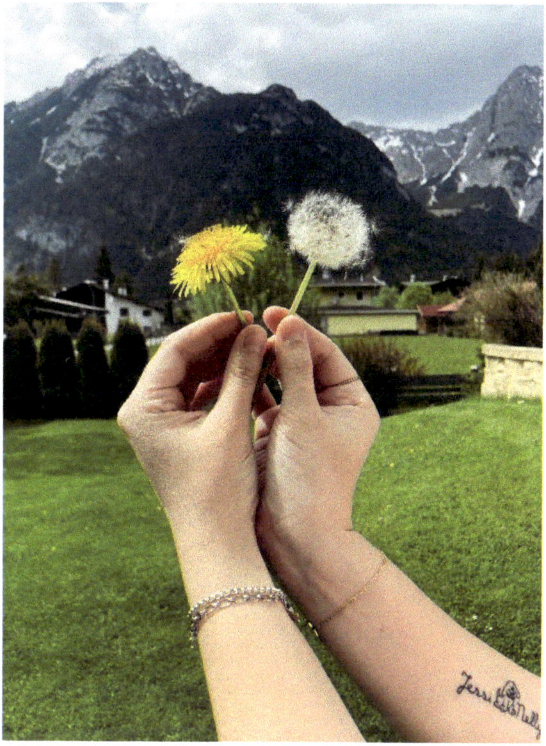

Die kleinen Momente genießen

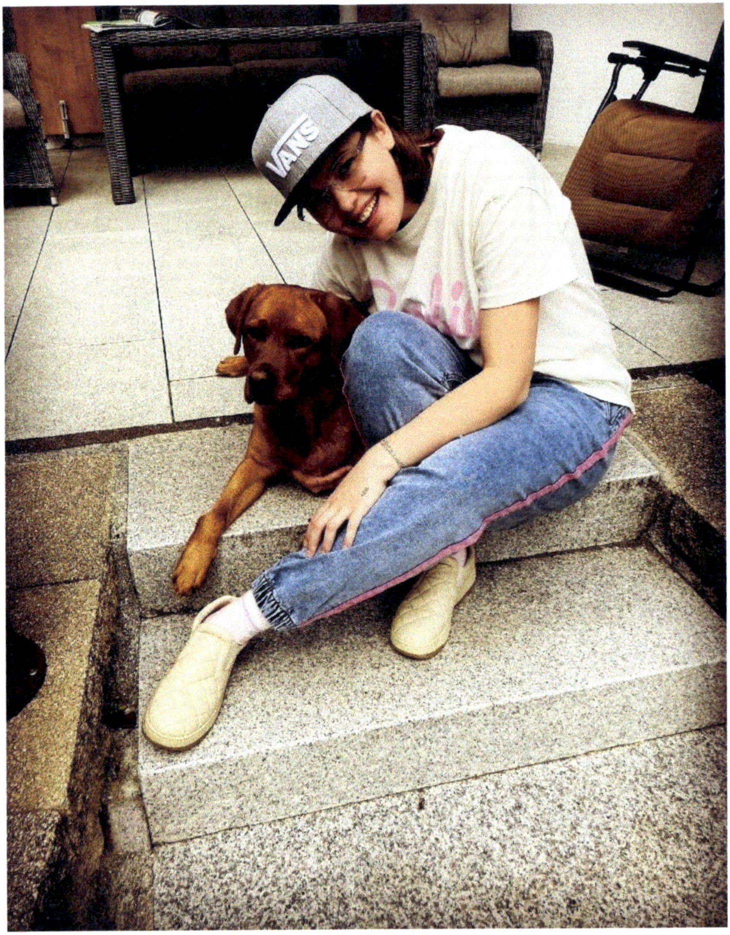

Meine Labrador-Hündin Nelly und ich

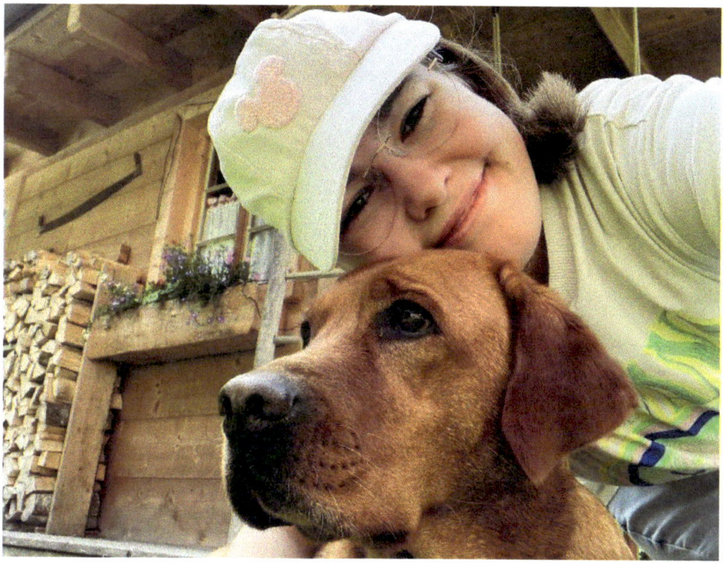

Glücksmomente

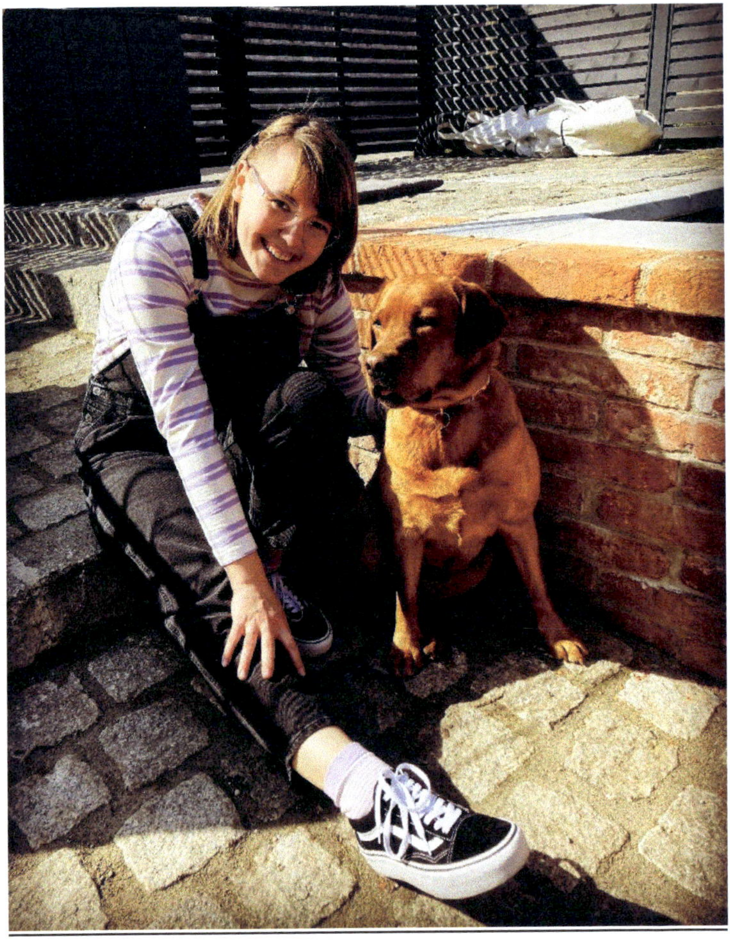

Tiere sind die beste Medizin